# So funktioniert die geheime Beziehung Geliebte, Affäre und Ehe in Balance bringen

Herold zu Moschdehner

*So funktioniert die geheime Beziehung*

*Geliebte, Affäre und Ehe in Balance bringen*

Bibliografische Information der Deutschen Nationalbibliothek
Die Deutsche Nationalbibliothek verzeichnet diese Publikation in der Deutschen Nationalbibliografie; detaillierte bibliografische Daten sind im Internet über http://dnb.d-nb.de abrufbar.

ISBN: 978-3-8192-7639-2


Verlag: BoD · Books on Demand GmbH,
Überseering 33, 22297 Hamburg,
bod@bod.de
Druck: Libri Plureos GmbH,
Friedensallee 273, 22763 Hamburg


9,99 Euro

## Einleitung

Es gibt Männer, die lieben nur eine Frau – und es gibt Männer, die lieben zwei. Nicht aus Beliebigkeit. Nicht aus Schwäche. Sondern, weil es passiert ist. Weil das Leben nicht immer der Planung folgt. Weil Nähe sich nicht an Konventionen hält.

Wenn Du dieses Buch in den Händen hältst, gehörst Du zur zweiten Gruppe. Du bist kein Spieler, kein Aufschneider. Du führst ein Leben, in dem Du Verantwortung trägst – für eine Ehe, für Kinder vielleicht, für ein geregeltes Außen. Und dennoch: Etwas in Dir lebt woanders auf. In ihr. In der Geliebten. In Momenten, die nicht vom Alltag zerfressen sind, sondern von Intensität getragen werden. Und Du weißt: Wenn es auffliegt, zerbricht mehr als nur eine Beziehung. Es zerbricht ein Leben.

Dieses Buch ist für Männer, die ihre Geliebte behalten wollen – **ohne ihr Leben zu verlieren**.

Es geht nicht um Moral. Es geht um Praxis. Um Taktgefühl, um Disziplin, um Weitsicht. Um die Kunst, zwei Welten zu schützen, ohne zu zerstören. Denn wer glaubt, dass eine Affäre nur aus Lust besteht, der versteht nichts vom feinen Geflecht aus Erwartung, Sehnsucht, Rückzug, Nähe und Geheimhaltung, das eine Geliebte auf Dauer braucht.

Ich habe Männer gesehen, die ihre Affäre verloren haben, weil sie zu unvorsichtig wurden. Und ich habe Männer kennengelernt, die seit über zwanzig Jahren in zwei Leben stehen – sicher, unauffällig, in Liebe. Was sie eint? Struktur.

Klarheit. Und das Wissen, wann man spricht und wann man schweigt.
Dieses Buch ist ein Werkzeug. Es ersetzt nicht Dein Gefühl. Aber es gibt Dir Orientierung. Es schützt Dich vor Fehlern, die nicht zu heilen sind. Es zeigt Dir Wege, wie Du die Affäre lebst, **ohne Deine Ehe zu opfern**. Wenn Du klug bist, wirst Du es mehrfach lesen. Wenn Du ehrlich bist, wirst Du begreifen, dass es nicht um Tricks geht – sondern um Haltung.
Für Männer mit einem echten Doppelleben –
Herold zu Moschdehner

## Kapitel 1: Der Anfang – Warum Du dieses Buch brauchst

Es beginnt nie mit einem Plan. Nicht bei den Männern, die ernsthaft lieben. Es beginnt mit einem Moment – einem kurzen, elektrischen Augenblick, in dem Du etwas spürst, das Du schon vergessen hattest. Wärme, Spannung, Neugier, ein inneres Aufwachen. Die Frau, mit der Du diesen Moment teilst, ist nicht Deine Ehefrau. Und dennoch fühlst Du Dich gesehen – nicht als Vater, Ehemann oder Versorger, sondern als Mann.

Du hältst dieses Buch in der Hand, weil Du weißt, dass etwas begonnen hat, das nicht mehr verschwindet. Vielleicht ist es noch neu. Vielleicht dauert es schon Monate oder sogar Jahre. Aber der Punkt, an dem alles einfach war, liegt hinter Dir. Du bist angekommen in einer Situation, die nicht auf einen einfachen Nenner zu bringen ist. Zwei Frauen. Zwei Leben. Zwei Wahrheiten.

Dieses Buch ist keine Anleitung zum Betrügen. Es ist ein Handbuch für Männer, die **verstehen wollen, was sie tun – und wie sie es beherrschen**. Es richtet sich nicht an Spieler, Blender oder Männer, die sich selbst belügen. Sondern an jene, die begriffen haben, dass sie mehr lieben können, als das gesellschaftlich vorgesehen ist – und trotzdem niemanden verlieren wollen.

Die meisten Männer in Deiner Lage machen zwei große Fehler: Sie romantisieren ihre Geliebte – und unterschätzen ihre Ehe. Beides wird Dir in diesem Buch nicht passieren, wenn Du bereit bist, ehrlich zu Dir selbst zu sein.

Denn eine Affäre ist nicht nur ein Abenteuer. Sie ist ein Parallelleben. Und jedes Parallelleben kostet Energie, Planung, Verantwortung. Wer das unterschätzt, stolpert früher oder später – oft dort, wo er es am wenigsten erwartet hat: bei den kleinen Dingen. Ein fremder Geruch. Ein Blick aufs Handy. Eine Frage, die zu schnell beantwortet wurde. Eine Stimmung, die nicht zur Uhrzeit passt. Männer fallen nicht über große Gesten. Sie fallen über Details.

Wenn Du Deine Geliebte behalten willst, musst Du lernen, **mit Disziplin zu begehren**.

Du musst ein System aufbauen, das sowohl Dir als auch ihr Raum lässt – ohne Spuren zu hinterlassen. Du musst verstehen, dass eine Geliebte kein Ersatz ist, keine Nebenrolle, sondern eine Welt für sich. Eine Welt, die nur funktioniert, wenn sie nicht in Konkurrenz tritt.

Viele Männer beginnen eine Affäre, weil sie sich lebendig fühlen wollen. Und das ist legitim. Aber sie unterschätzen, dass auch die Geliebte irgendwann mehr will – Klarheit, Sicherheit, vielleicht sogar Versprechen. Und dann beginnt die echte Herausforderung. Denn Du musst führen, ohne zu manipulieren. Du musst Nein sagen, ohne zu verletzen. Und Du musst Deine Ehe weiterführen, ohne den Blick dafür zu verlieren, was dort auf dem Spiel steht.

Deshalb ist dieses Buch kein Ratgeber, der Dir sagt, was Du sagen sollst. Es ist ein **Trainingsbuch für Haltung**. Denn wenn Du keine Haltung hast, wirst Du von den Umständen geführt – statt selbst zu führen. Es gibt kein Glück im Versteckten ohne Ordnung. Und keine Ordnung ohne Regeln.

Hier sind nur die ersten drei – Du wirst ihnen in jedem Kapitel wieder begegnen:

**Regel 1:** Gib niemals das Gefühl, dass sie eines Tages Deine Ehefrau ersetzen wird.
Die Illusion zerstört alles. Sobald sie glaubt, Du wärest im Begriff, alles aufzugeben – beginnt sie zu fordern. Und eine fordernde Geliebte ist das Ende jeder Leichtigkeit.

**Regel 2:** Kläre für Dich, was Du suchst.
Nur so kannst Du geben, was sie erwartet – oder rechtzeitig Abstand halten. Willst Du Nähe, Lust, Gespräch? Oder nur Körperlichkeit? Verwirr sie nicht mit Deiner Unklarheit.

**Regel 3:** Du darfst niemals das Gefühl bekommen, dass Du nichts mehr im Griff hast. Wenn Termine entgleiten, Du Ausreden brauchst, Deine Gedanken ständig abschweifen – dann hast Du die Kontrolle verloren. Und aus einer Bereicherung wird ein Risiko.

Vielleicht fragst Du Dich, warum all das überhaupt sinnvoll ist. Warum ein Mann, der doch eine Ehefrau liebt – oder zumindest respektiert – sich auf diese doppelte Spur begibt. Die Antwort ist so alt wie das Begehren selbst: **Weil Menschen nicht immer monogam fühlen, selbst wenn sie monogam leben.**
Du musst Dich nicht schämen. Du musst lernen, damit umzugehen.
Nicht jede Liebe ist ganz. Nicht jede Bindung vollständig. Manchmal entsteht in der

Zwischenwelt eine Wahrheit, die in keinem Ehevertrag steht – aber trotzdem existiert.
Ich schreibe dieses Buch, weil ich weiß, dass es Männer gibt, die klug genug sind, keine Ausreden mehr zu suchen. Männer, die nicht alles aufgeben wollen, aber auch nicht bereit sind, zu verzichten. Männer wie Du.
Wenn Du ein Affärenratgeber suchst, der Dir beibringt, wie man Frauen betrügt – leg es weg. Dieses Buch ist nicht für Dich.
Wenn Du aber Deine Geliebte behalten willst, ohne zu zerstören, was Dich trägt – dann lies weiter. Und sei bereit, Dich an Regeln zu halten, die härter sind als Treueschwüre.
Denn wer zwei Frauen liebt, muss mehr leisten als einer.

Herold zu Moschdehner

## Kapitel 2: Die Auswahl der richtigen Frau

Wenn Du denkst, jede Frau könne eine Geliebte sein, liegst Du falsch.
Die Auswahl der falschen Frau ist der häufigste Grund, warum Affären auffliegen, Ehen zerbrechen und Männer am Ende alleine dastehen. Es reicht nicht, dass sie Dich attraktiv findet. Es reicht nicht, dass sie Zeit für Dich hat. Und es reicht schon gar nicht, dass sie mit Dir ins Bett will. Eine Geliebte ist keine spontane Begegnung – sie ist eine langfristige Entscheidung.
Die meisten Männer wählen ihre Geliebte wie einen Sommerspaziergang: leicht, spontan, impulsiv. Doch eine Geliebte, die dauerhaft bleibt und dabei unsichtbar bleibt, muss bestimmte Voraussetzungen erfüllen. Wenn nicht, wird aus Lust sehr schnell Last.

### 1. Die Geliebte darf nichts verlieren, wenn alles auffliegt.

Das ist der erste und wichtigste Filter. Hat sie selbst ein soziales Umfeld zu schützen? Hat sie einen Ruf, den sie wahren will? Hat sie etwas zu verlieren? Wenn nicht, wird sie freier sprechen, unvorsichtiger handeln, impulsiver agieren. Und das wird auf Dauer gefährlich. Die ideale Geliebte ist **nicht radikal frei**, sondern **radikal diskret**. Weil sie es sich leisten kann – und muss. Eine Frau, die selbst verheiratet ist oder in einer Beziehung lebt, bringt ein doppeltes Risiko mit sich – aber auch einen doppelten Schutz: Denn sie hat ebenso viel zu verlieren wie Du. Solche Affären dauern oft am längsten. Nicht, weil sie moralisch besser sind, sondern weil sie **aus gegenseitiger Vorsicht geboren** sind.

**2. Sie darf Dich nicht zum Projekt machen.**

Ein fataler Fehler: Du triffst auf eine Frau, die Dich bewundert – und im Laufe der Wochen beginnt, Dich verändern zu wollen. Dein Stil, Deine Ehe, Deine Träume, Deine Gedanken. Sie spricht von Eifersucht. Von „wenn Du mich wirklich lieben würdest". Von gemeinsamen Urlauben, die nie stattfinden können.
In Wahrheit will sie kein Geliebte sein. Sie will Nummer eins sein.
Und das wird sie nicht. Du musst es ihr nie sagen – aber Du musst es früh erkennen.
Achte auf Sätze wie:
– „Ich könnte mit Dir ein neues Leben anfangen."
– „Ich halte das nicht mehr lange aus."
– „Was hält Dich eigentlich noch bei ihr?"
Diese Sätze sind keine Fragen. Es sind Warnsignale. Wenn sie fallen, ist es Zeit, die emotionale Notbremse zu ziehen.

**3. Die ideale Geliebte weiß, was sie will – und es ist nicht alles.**

Die perfekte Geliebte braucht kein ganzes Leben mit Dir. Sie will keinen Ehering. Sie will keine vier gemeinsamen Urlaube. Sie will kein gemeinsames Weihnachtsfest. Was sie will, ist Essenz. **Sie will das, was zwischen Euch passiert, wenn Ihr zusammen**

**seid – und sie hat die emotionale Reife, den Rest nicht einzufordern.**
Solche Frauen sind selten. Sie haben ihre Geschichte, ihre Stärke, ihre Unabhängigkeit. Sie wirken manchmal distanziert, manchmal sogar unerreichbar. Und gerade das macht sie zur perfekten Partnerin im Verborgenen: Sie braucht keine vollständige Version von Dir. Nur die echte.

**4. Sie darf nicht zu jung sein.**

Das klingt altmodisch, ist aber psychologisch bedeutsam. Eine sehr junge Frau – sagen wir, unter 30 – wird in Dir fast zwangsläufig etwas suchen, was Du nicht geben kannst: Rettung, Erlösung, Perspektive.
Sie wird verliebt sein in das, was Du darstellst. Nicht in das, was Du bist. Und wenn sich dann die Realität zeigt – ein Leben zwischen Familienfeiern und Termindruck – wird sie unzufrieden. Nicht, weil Du schlecht bist. Sondern, weil sie mehr wollte, als Du je versprochen hast.
Wähle eine Frau, die sich selbst gehört. Eine Frau, die nicht mehr auf der Suche ist – sondern bereits gefunden hat, was sie braucht. Alles andere wird zu Drama. Und Drama ist Gift.

**5. Wähle keine Frau, die sich in Lücken drängt.**

Viele Männer machen den Fehler, eine Geliebte dort zu finden, wo gerade emotionale Leere ist: im Beruf, im Sportverein, unter alten Bekannten. Die Frau ist freundlich, verständnisvoll, verfügbar – und plötzlich entwickelt sich eine Nähe, die zu

groß wird.
Doch was da entsteht, ist **keine Affäre, sondern eine emotionale Abhängigkeit**. Du wirst ihr Halt, Orientierung, fast ein Ersatzleben. Und das ist nicht zu steuern. Nicht dauerhaft. Nicht sicher.
Wähle niemals eine Frau, die „gerade in einer schwierigen Phase“ ist. Du wirst der Rebound. Und Rebounds gehen selten gut aus.

**Fazit dieses Kapitels:**
Eine Geliebte ist kein Zufallsprodukt. Sie ist eine stille Entscheidung.
Du darfst Dich verlieben – aber nicht in ein Chaos.
Du darfst Nähe suchen – aber nur, wenn Du weißt, wie viel Distanz nötig ist, um sie zu bewahren.
Denn eine Frau, die Dich wirklich versteht, wird nie verlangen, dass Du alles aufgibst.
Sie wird genau das lieben, was zwischen Euch bleibt:
**Die Mischung aus Nähe, Risiko und unaufdringlicher Tiefe.**
Wenn Du die richtige Frau wählst, brauchst Du keine Notlügen. Keine Dramen. Keine Ausreden.
Du brauchst nur einen Plan – und den bekommst Du in den nächsten Kapiteln.

## Kapitel 3: Die erste Phase – Aufbau und Entkopplung

Der Anfang ist immer schön. Und gefährlich. Wenn zwei Menschen sich heimlich begegnen, entsteht eine Energie, die mit nichts zu vergleichen ist. Die Zeit wirkt verdichtet, jede Berührung ist bedeutungsvoll, jeder Blick trägt ein Versprechen. Was für andere Monate braucht, entfaltet sich hier in wenigen Tagen.
Doch genau das ist das Problem: Die Intensität täuscht Tiefe vor.
Und Tiefe, die zu früh entsteht, wird zur Falle.
Dieses Kapitel zeigt Dir, wie Du eine Affäre richtig beginnst. Nicht mit Lügen, nicht mit falschen Signalen, sondern mit **klarer Führung und stiller Begrenzung**. Denn was Du in den ersten Wochen nicht kontrollierst, wird später über Dich bestimmen.

### 1. Nähe ohne Besitzanspruch

Die Geliebte spürt, wenn Du sie willst. Sie spürt auch, wenn Du sie brauchst. Aber was Du niemals ausstrahlen darfst, ist das Gefühl, dass Du von ihr abhängig bist – emotional oder körperlich. Eine Affäre lebt davon, dass sie **nicht ganz greifbar** ist.
Sobald Du Dich zu sehr öffnest, verliert sie ihren Zauber. Sie wird zur Partnerschaft ohne Vertrag. Und das bedeutet: Diskussionen, Eifersucht, Erwartungen.
Gib ihr das Gefühl, dass Du sie begehrst – aber nicht brauchst.

Das ist keine Kälte. Es ist Schutz. Für sie. Für Dich. Für alles, was folgt.

**2. Wie Du ihre Erwartungen steuerst**

Der größte Fehler, den Männer machen, ist das **unbedachte Versprechen**. Nicht immer wörtlich – oft reicht ein Tonfall, ein zu langer Blick, eine zu intime Nachricht.

Du sagst „Ich denke ständig an Dich“, und in ihrem Kopf entsteht eine Zukunft.

Du schreibst „Ich will irgendwann mehr“, und sie baut ein Leben.

Dabei willst Du nur den Moment. Vielleicht immer wieder – aber nicht als Gesamtmodell. Du musst früh kommunizieren, was möglich ist – **nicht mit Worten, sondern mit Verhalten**.

– Antworte nicht sofort.
– Schlage Treffen vor, aber nicht zu oft.
– Zeige Nähe – aber niemals Planbarkeit.

Der beste Satz, den Du früh sagen kannst, lautet:
**„Ich will nichts versprechen, was ich nicht halten kann.“**

Er klingt ehrlich. Und das ist er auch.

Denn Dein Leben hat Grenzen. Und Deine Affäre muss sie kennen – oder sie wird sie sprengen.

**3. Rituale der Diskretion von Anfang an**

Du glaubst vielleicht, Diskretion entstünde später, wenn es „ernst“ wird. Ein Trugschluss. **Diskretion ist ein Muskel – und er muss von Anfang an trainiert werden.**

Führe Rituale ein:
– Keine Fotos, keine Screenshots.
– Keine Anrufe zu ungeplanten Zeiten.

– Keine Nachrichten mit emotionalem Gewicht vor 22 Uhr.
– Kein Reden über Deine Ehe – und keines über ihre Wünsche nach „mehr".
Stelle diese Regeln nicht als Kontrolle dar, sondern als Teil dessen, was Eure Beziehung so besonders macht: **der Zauber des Geheimen**.
Wenn sie mitspielt, ist sie bereit. Wenn sie diskutiert, ist sie nicht die Richtige.
Diskretion ist kein Zeichen von Feigheit.
Diskretion ist das Einzige, was Deine Ehe schützt – und damit auch sie.

**4. Nichts entsteht aus Zufall – alles aus Struktur**
In den ersten Wochen entsteht Dynamik.
Plötzlich schreibt sie häufiger. Plötzlich will sie Dich öfter sehen. Plötzlich ist da dieses „Wann hast Du wieder Zeit?".
Lass Dich nicht hineinziehen.
Du brauchst einen **klaren Zeitplan**. Zwei Treffen pro Woche sind realistisch. Drei sind kritisch. Mehr ist brandgefährlich – nicht nur für Deine Ehe, sondern für Dein Gleichgewicht.
Lege Zeiten fest, die sich wiederholen. Beispiel:
– Dienstagvormittag (Du „arbeitest im Homeoffice")
– Freitagnachmittag (lange Mittagspause, keine Familie)
Wenn die Treffen vorhersehbar sind, sind sie **steuerbar**.
Wenn sie spontan werden, wird die Affäre zu einer Flamme, die Du nicht mehr kontrollierst.

**5. Entkopplung – sie gehört nicht zu Deinem Alltag**

Der wichtigste psychologische Trick:

**Halte Dein Hauptleben und Deine Affäre strikt getrennt.**

Sie darf nie Dein Büro sehen. Sie darf nicht wissen, wie Deine Kinder heißen. Sie darf nichts aus Deinem Haus erzählen können, falls sie einmal redet. Halte sie aus Deinem sozialen Netzwerk fern – nicht nur digital, sondern auch gedanklich. Wenn Du nach Hause kommst, geh duschen – und zwar nicht nur wegen des Geruchs. **Du brauchst das Ritual der Trennung.**

Denn Männer, die sich selbst nicht trennen können, verraten sich. Durch Gesten. Durch Stimmungen. Durch den Blick, der zu lang in der Ferne bleibt.

Die Geliebte darf Deine Sinne berühren. Aber nicht Dein System.

Du bist nicht beziehungsunfähig – Du bist zweigleisig.

Und nur wer sauber trennt, fährt nicht entgleist.

**Fazit dieses Kapitels:**

Der Anfang entscheidet alles. Nicht die Worte, nicht das Versprechen, sondern die Struktur.

Führe von Anfang an. Nicht autoritär – sondern still.

Lenke die Nähe. Steuere die Erwartung. Vermeide jede Vermischung.

Denn eine Geliebte, die sich richtig eingeführt fühlt, wird verstehen, dass Du ein Mann bist, der sich nicht verliert.

Und das ist – auch für sie – das größte Versprechen überhaupt.

## Kapitel 4: Das System der Tarnung

Du kannst der perfekteste Liebhaber sein – wenn Deine Tarnung schwach ist, war alles umsonst. Eine Affäre scheitert nie an zu wenig Gefühl. Sie scheitert an zu viel Leichtsinn. Die Nachrichten auf dem Handy. Die plötzliche Veränderung im Rhythmus. Der kleine Fleck auf dem Hemd, der nicht zum Tagesplan passt. Es sind **Kleinigkeiten, die auffallen – nicht die großen Dramen**.
Dieses Kapitel ist kein Aufruf zum Misstrauen. Es ist ein Schutzschild.
Denn nur wer sich gut tarnt, kann sich frei bewegen.
Und nur wer sich frei bewegt, kann lieben, ohne zu zerstören.

### 1. Das Zweithandy ist keine Option – es ist Pflicht

Du brauchst ein zweites Gerät. Kein altes, herumliegendes Telefon, sondern ein funktionierendes, eigenständiges, mit Prepaid-Karte oder anonymer Anmeldung. Keine Cloud, keine Verknüpfung mit Deinem Hauptgerät, keine automatische Synchronisation. Keine Verbindungen, keine Fotos, keine Kontakte aus Deinem realen Leben.
Dein Zweithandy bleibt **nicht zuhause. Es bleibt nie in Sichtweite. Es bleibt nie lautlos im Wohnzimmer. Es bleibt: verborgen.**
Ritualisiere seine Nutzung:
– Nur an bestimmten Orten (Auto, Schreibtisch im Arbeitszimmer mit Schloss).
– Nur zu bestimmten Zeiten (Mittagspause, Spaziergang, „ich geh kurz tanken“).

– Niemals, wirklich niemals zu Hause im WLAN aktiv.
Wenn Du das Gefühl hast, es sei übertrieben – lies dieses Kapitel in sechs Monaten noch einmal, wenn Dein Leben in Trümmern liegt.

**2. Alibistrategien: Die Wahrheit in der Lüge**
Du musst nicht lügen. Du musst nur **vorausschauend strukturieren**, was gesagt wird.
Die beste Lüge ist die, die aus der Wahrheit besteht – nur mit anderen Betonungen.
Beispiel:
Du gehst zur Geliebten. Sag zuhause: „Ich muss was für mich klären." Das ist keine Lüge. Oder: „Ich bin noch im Büro, ich brauch Ruhe." Auch das stimmt – Du brauchst Ruhe. Nur nicht zum Arbeiten.
Vermeide Details. Je genauer die Erklärung, desto riskanter.
Menschen erinnern sich an Unschärfe – nicht an exakte Uhrzeiten. Gib ihnen das, was man wieder vergessen kann.
Vermeide Verstrickungen. Wenn Du einen Freund als Alibi benutzt, stelle sicher, dass dieser nie konfrontiert wird – oder eingeweiht ist. Besser: **Alibi ohne Beteiligte**.
Beispielhafte Alltags-Alibis:
– Joggen (Klamotten mitnehmen, wirklich duschen!)
– Auto waschen (klassisch, plausibel, gut für 1,5 Stunden)
– Sauna (perfekt für unauffällige Tage)
– Beratungstermin („Immobilien, Versicherung, Selbstständigkeit...")

– Therapeutische Sitzung („Ich brauch mal wieder einen Termin...")
Je alltäglicher die Ausrede, desto sicherer bist Du.

**3. Kommunikationsregeln: Sprache, Ton, Rhythmus**

Mit der Geliebten zu schreiben ist oft gefährlicher als sie zu treffen.
**WhatsApp, Telegram, SMS, Instagram – sie alle verraten Dich, ohne dass Du es merkst.**
Regeln:
– Verwende nur das Zweithandy. Niemals Dein Hauptgerät.
– Keine Sprachnachrichten. Du weißt nie, wo sie landen.
– Keine Fotos, die eindeutig datierbar oder ortbar sind.
– Keine gespeicherten Namen. Lieber: "Arztpraxis", "KFZ-Dienst", "XY GmbH".
Kommuniziere mit Stil.
Keine plötzliche Romantik, wenn Du sonst sachlich bist. Keine kryptischen Texte, wenn Du sonst offen sprichst.
**Stilbruch ist das, was Ehepartner zuerst bemerken.**
Plane auch den „Nicht-Kontakt":
– Ein Tag pro Woche ohne Nachricht = Normalität.
– Wenn sie schreibt: Warte bewusst.
– Wenn Du antwortest: kurz, klar, freundlich – nicht verliebt. Verliebtheit gehört in den Moment, nicht ins Gerät.

**4. Körperliche Tarnung: Die Sinne betrügen nicht**

– **Dusche. Immer.** Wenn Du von ihr kommst.
– **Kleidung wechseln.** Vollständig. Auch Socken, auch Unterhose.
– **Kein Parfum.** Weder ihrs noch Deins. Riechneutralität ist Sicherheit.
– **Keine Spuren.** Lippenstift, Make-up, lange Haare, Glitzer – überprüfe Dich im Tageslicht, nicht im Badezimmer.
– **Geräusche im Auto?** Stelle sicher, dass keine Musik spielt, die sie mag und Deine Frau nicht kennt.
– **Kondome, Tascheninhalte, Quittungen:** Leere alles. Sofort.

Mach daraus ein Ritual. Nicht aus Angst – sondern aus Respekt vor dem System, das Du führst.

**5. Emotionale Tarnung: Deine Stimmung ist Dein Feind**

Du kommst von ihr zurück – euphorisch, entspannt, still. Und Deine Frau fragt: „War was?“ Das ist kein Zufall. Menschen riechen Stimmungen. Nicht rational – aber instinktiv.
Deshalb: **Neutralisiere Dich.**

– Geh spazieren.
– Trinke ein Wasser.
– Mache etwas Langweiliges.
– Zieh Dich um.
– Atme flach.
– Schaue Dir Nachrichten an.

Nicht, um etwas zu verbergen – sondern um **zurückzukehren**.

Du musst wieder der sein, der Du vorher warst.
Nicht besser, nicht schlechter.
**Gleich.**
Denn Veränderung weckt Misstrauen – und Misstrauen fragt.

---

**Fazit dieses Kapitels:**
Die beste Affäre ist unsichtbar.
Nicht, weil sie kein Gewicht hat – sondern, weil sie keinen Schatten wirft.
Ein gutes Tarnsystem schützt alle:
- Dich
- Deine Geliebte
- Deine Ehefrau
- Dein Leben

Du willst lieben, nicht leiden. Und wer lieben will, muss seine Spuren kennen.
**Wer keine Tarnung hat, hat keine Zukunft.**

## Kapitel 5: Die Kunst der Balance

Eine Geliebte zu haben ist einfach.
Eine Geliebte zu behalten – ohne dass Deine Ehe zerbricht – ist eine Kunst.
Und wie jede Kunst erfordert sie Maß, Takt und Disziplin.
Dieses Kapitel ist kein Aufruf zur Kälte. Es ist ein Plädoyer für Ausgewogenheit.
Denn wer nur mit dem Herzen denkt, vergisst den Kopf – und stürzt.
Und wer nur mit dem Kopf handelt, tötet das, was er eigentlich schützen will: die Liebe.
Eine Affäre zu führen, heißt zwei Leben zu führen.
Du musst lernen, **in beiden zu atmen, ohne dass das eine nach dem anderen riecht.**

### 1. Schuldgefühle sind kein Kompass

Die meisten Männer, die eine Geliebte haben, tragen ein schlechtes Gewissen mit sich herum – besonders in der Anfangszeit.
Sie versuchen, das eigene Verhalten zu kompensieren:
– durch Geschenke an die Ehefrau
– durch übertriebene Fürsorglichkeit
– durch plötzliche Ehrlichkeit in unwichtigen Dingen
All das fällt auf.
Nicht, weil Du Dich schlecht benimmst – sondern, weil Du anders wirst.
**Schuld verändert Deinen Ton. Deinen Blick. Deinen Takt.**

Du wirst weicher, aber nicht zärtlicher.
Hilfsbereiter, aber nicht präsent.
Und Deine Frau merkt: Etwas stimmt nicht.
Deshalb: Schuldgefühle sind menschlich – aber untauglich.
Sie helfen Dir nicht.
Sie helfen niemandem.
Was hilft, ist **Verantwortung** – für das, was Du tust.
Nicht im Sinne von Reue, sondern im Sinne von Klarheit:
„Ich habe diese Entscheidung getroffen. Ich führe sie sorgfältig. Ich belaste niemanden."
Wenn Du das verinnerlichst, verlierst Du nicht Deine Moral – sondern Deine Nervosität.
Und das rettet Deine Ehe mehr als jeder Blumenstrauß.

**2. Deine Ehe ist nicht Dein Feind – sie ist Dein Anker**

Viele Männer entwickeln unbewusst eine Abwehrhaltung gegen ihre Ehefrau, sobald sie eine Geliebte haben.
Sie vergleichen, sie nörgeln, sie entwerten – nicht offen, aber still.
Doch das ist gefährlich.
Denn je mehr Du das eine schlecht redest, desto mehr verleihst Du dem anderen Macht.
Und plötzlich wird die Geliebte zur Heldin – und die Ehe zur Last.
Das kann nicht gut enden.
**Lerne wieder, Deine Ehefrau zu sehen. Nicht durch das Prisma der Affäre, sondern durch sich selbst.**

– Wer ist sie?
– Was trägt sie zu Deinem Leben bei?
– Was funktioniert noch immer?
Wenn Du sie entwertest, bist Du nicht frei – Du bist innerlich auf der Flucht.
Und eine Affäre, die aus Flucht geboren wird, führt nicht in die Freiheit – sondern in ein neues Gefängnis.
Deshalb: Pflege Deine Ehe.
Nicht, um etwas zu verbergen – sondern, um etwas zu bewahren.
Deine Ehe ist kein Hindernis.
Sie ist der Rahmen, in dem Du funktionierst.
Wenn er bricht, fällt alles auseinander.

**3. Liebe ist keine Rechnung – aber Leben ist Logik**
Du liebst vielleicht beide.
Oder: Du begehrst die eine – und achtest die andere.
Oder: Du bist unsicher.
All das ist erlaubt.
Was nicht erlaubt ist, ist **Unordnung**.
Wenn Du Gefühle nicht sortierst, sortieren sie Dich.
Und dann kommt es zu klassischen Fehlern:
– Du wirst eifersüchtig auf das Leben der Geliebten.
– Du beginnst, der Ehefrau Dinge vorzuenthalten, weil Du Dich „ungerecht" fühlst.
– Du machst Versprechungen an beide – ohne sie zu meinen.
Das sind keine Zeichen von Liebe.
Das sind Zeichen von Kontrollverlust.
Die Lösung: **Logik.**
Klingt nüchtern – rettet Leben.

– Mache einen inneren Plan: Wer bekommt was?
– Was bist Du bereit zu geben – wem, wann, wie oft?
– Wo liegen Deine Grenzen – emotional, zeitlich, körperlich?
Je klarer Du bist, desto entspannter sind alle.
Auch Du.

**4. Die drei Arten von Lügen – und wie man sie benutzt**

Nicht jede Lüge ist gleich.
Und nicht jede ist böse.
Hier sind die drei Arten, die in Deinem Leben nun Platz finden – ob Du willst oder nicht:

**1. Die Schutzlüge**

Du sagst, Du bist auf einem Meeting – bist aber bei ihr.
Du sagst, Du arbeitest – obwohl Du atmest.
Diese Lüge schützt.
Sie tötet nichts.
Sie schafft Raum.
Sie ist notwendig.

**2. Die Spiegelungs-Lüge**

Du sagst, Du bist glücklich – damit alles ruhig bleibt.
Du sagst, „alles gut" – damit niemand fragt.
Diese Lüge spiegelt Erwartungen.
Sie ist nicht wahr, aber nicht zerstörerisch.
Sie erhält Frieden.

**3. Die falsche Lüge**

Du sagst: „Ich liebe nur Dich."
Du sagst: „Ich bin kurz davor, alles zu beenden."
Diese Lüge ist gefährlich.
Sie verändert Menschen.

Sie macht Dich unglaubwürdig – und später verhasst.
Vermeide die falsche Lüge.
Meide sie, wie man einen wackeligen Balken meidet.
Sie trägt nicht – und sie wird brechen.

---

**Fazit dieses Kapitels:**
Balance ist nicht das Gleichgewicht zwischen zwei Frauen.
Balance ist das Gleichgewicht in Dir.
Du darfst begehren – aber Du darfst nicht entgleisen.
Du darfst schweben – aber nicht fliegen.
Denn wer fliegt, fällt auf.
Das System, das Du führst, braucht keinen Helden.
Es braucht einen Mann, der weiß, wo er steht.
Zwischen Liebe und Lust.
Zwischen Wahrheit und Schutz.
Zwischen Nähe – und kluger Distanz.

## Kapitel 6: Emotionales Management

Je länger eine Affäre dauert, desto weniger geht es um Sex. Das ist eine der unbequemen Wahrheiten, die viele Männer zu spät begreifen. Die körperliche Anziehungskraft, das Knistern, das Abenteuer – all das verliert mit der Zeit seinen Ausnahmecharakter. Was bleibt, ist Beziehung. Und Beziehung bedeutet Emotion. Verlangen, Eifersucht, Enttäuschung, Hoffnung, Unsicherheit, Sehnsucht.

Wenn Du Deine Geliebte behalten willst, darfst Du diese Gefühle nicht unterschätzen. Vor allem nicht ihre. Eine Frau, die sich auf eine langfristige Affäre einlässt, geht ein emotionales Risiko ein, das größer ist als Deines. Sie kennt ihre Position. Sie weiß, dass sie nicht die Erste ist, nicht die Offizielle, nicht die Frau auf den Familienfotos. Und doch entscheidet sie sich dafür, weil das, was zwischen euch geschieht, für sie eine eigene Wahrheit trägt. Sie bleibt, weil Du etwas in ihr berührst, das sonst unerfüllt bleibt. Aber je mehr sie sich einlässt, desto mehr wird sie fragen – direkt oder indirekt. Und darauf musst Du vorbereitet sein.

Viele Männer reagieren mit Flucht, wenn die Geliebte mehr will. Sie ziehen sich zurück, schreiben seltener, wirken plötzlich kühl oder gereizt. Andere tun das Gegenteil: Sie versprechen Dinge, die sie nicht halten können – aus Angst, die Geliebte zu verlieren oder aus schlechtem Gewissen. Beides sind Fehler. Wer emotional unzuverlässig ist, verliert die Kontrolle. Die Frau spürt, dass etwas nicht stimmt, und sie

beginnt zu klammern, zu fordern, zu testen. Was als Begegnung auf Augenhöhe begann, wird zu einem Machtspiel, und dieses Spiel verlierst Du.
Der klügste Umgang mit emotionaler Nähe ist Klarheit. Nicht in Form eines kalten Verzichts auf Gefühle, sondern als Form einer ruhigen, innerlich stabilen Führung. Du musst Dich ihrer Emotionen nicht entziehen, aber Du musst sie einordnen können. Wenn sie traurig ist, hör zu – aber rette sie nicht. Wenn sie eifersüchtig wird, nimm sie ernst – aber gib ihr nicht Recht. Wenn sie sich zurückzieht, lauf ihr nicht hinterher – aber beobachte aufmerksam, was geschieht. Du bist nicht ihr Partner, Du bist ihr Geliebter. Und das bedeutet, dass Deine Rolle nicht die des Versorgers, sondern des Verstehenden ist.
Ein häufiger Fehler ist das emotionale Spiegeln. Männer neigen dazu, die Intensität der Geliebten aufzunehmen und zu erwidern, weil es sich in dem Moment richtig anfühlt. Sie sagen: „Ich fühle genauso", obwohl sie es nicht tun – oder nicht auf dieselbe Weise. Damit setzen sie ungewollt Signale, die langfristig zerstörerisch sind. Denn was aus einem Moment der Empathie entsteht, wird von ihr als neue Grundlage der Beziehung gelesen. Sie denkt: „Jetzt verändert sich etwas. Jetzt wird es ernst." Aber für Dich war es nur eine Reaktion, nicht eine Entscheidung. Und das wird früher oder später zu Enttäuschung führen.
Das Ziel emotionalen Managements ist nicht Abgrenzung, sondern Deutungshoheit. Du musst die Situation deuten können – für Dich und für sie. Wenn Du das schaffst, bleibst Du souverän. Du wirst zum Ort der Stabilität in einer Verbindung,

die per Definition instabil ist. Und genau diese Stabilität ist das, was viele Geliebte suchen: nicht einen Mann, der sie erlöst, sondern einen Mann, der nicht schwankt.
Die gefährlichsten Momente sind die, in denen Du selbst emotional unsicher wirst. Wenn Du glaubst, dass Du Dich verliebt hast, dass Du mehr willst, dass Deine Ehe zu Ende geht. Auch das kann passieren. Aber es ist selten wahr. Oft ist es ein Symptom der Überforderung. Eine Geliebte zeigt Dir eine Seite von Dir selbst, die Du im Alltag längst vergessen hast. Sie sieht Dich anders, spricht anders mit Dir, berührt Dich an Stellen, an denen Du lange nicht mehr lebendig warst. Du fühlst Dich jung, stark, frei. Und das wird schnell verwechselt mit „richtiger Liebe". Doch in Wahrheit bist Du vor allem erleichtert, endlich wieder gesehen zu werden.
Wenn Du diesen Zustand erkennst, gib ihm Raum, aber nicht das Steuer. Verliebtsein ist eine Erfahrung. Liebe ist eine Entscheidung. Und Du hast Dich längst entschieden: für zwei Leben, zwei Rollen, zwei Wahrheiten. Wenn Du das nicht willst, musst Du beenden – aber nicht romantisieren.
Manche Männer erleben Phasen, in denen sie zwischen den Stühlen stehen. Sie fühlen sich leer, ausgelaugt, innerlich zerrissen. Das ist normal. Es bedeutet nicht, dass Du alles falsch gemacht hast – sondern nur, dass Du überfordert bist.
Nimm Dir dann Zeit für Dich. Weniger Treffen, weniger Schreiben, weniger Nähe. Du musst nicht immer verfügbar sein, weder für die Ehefrau noch

für die Geliebte. Du brauchst auch für Dich einen Ort, an dem Du nichts erklären musst.
Denn eines ist sicher: Du wirst nie beiden alles geben können. Aber Du kannst beiden gerecht werden, wenn Du lernst, Deine Energie klug zu verteilen. Und genau das ist die Kunst, die aus einer riskanten Affäre eine tragfähige Verbindung macht.

## Kapitel 7: Der Kalender des Verborgenen

Zeit ist das kostbarste Gut in einer Affäre – nicht Geld, nicht Liebe, nicht Aufmerksamkeit. Wer die Zeit nicht im Griff hat, verliert alles. Denn in keiner anderen Konstellation ist Zeit so verdichtet, so aufgeladen, so empfindlich wie in einer verborgenen Beziehung. Die Affäre lebt nicht im Alltag, sondern in den Rändern des Kalenders. Sie findet nicht dort statt, wo das Leben geplant ist, sondern dort, wo Lücken entstehen – oder geschaffen werden.

Viele Männer tappen in die gleiche Falle: Sie glauben, mit etwas Kreativität und Spontaneität lasse sich das alles schon irgendwie organisieren. Ein Treffen hier, ein Anruf dort, eine Notlüge am Wochenende. Was anfangs funktioniert, wird jedoch bald zur Belastung. Denn eine Affäre ist nicht ein einzelnes Treffen – sie ist eine Reihe von Wiederholungen. Und Wiederholungen ohne Struktur hinterlassen Spuren. Spuren im Verhalten, Spuren im Zeitplan, Spuren in Deiner Energie.

Deshalb brauchst Du ein System. Einen klaren, strukturierten Rahmen, in dem die Affäre stattfinden kann – regelmäßig, aber unauffällig. Verlässlich für sie, unbedenklich für Deine Ehe, tragbar für Dich. Klingt nüchtern? Ist es auch. Und gerade deshalb funktioniert es.

Zunächst: **Lege feste Zeitfenster fest.** Sie müssen nicht immer gleich sein, aber sie müssen vorhersehbar sein – für Dich und für sie. Wer jedes Mal neu überlegen muss, wann er Zeit hat, wird unachtsam. Wer sich treiben lässt, wird hektisch. Hektik erzeugt Fehler, und Fehler erzeugen

Katastrophen. Überlege also: Wann hast Du realistisch Zeit, die Du so gestalten kannst, dass keine Fragen entstehen?
Der klassische Rhythmus sieht vor, die Geliebte **ein- bis zweimal pro Woche** zu sehen. Mehr ist selten sinnvoll, weniger kann zu Unsicherheit führen – auf ihrer Seite. Diese Treffen sollten eingebettet sein in eine glaubwürdige Erzählung. Zum Beispiel: „Donnerstagabend ist mein Lauftreff", „Dienstagabend bin ich beim Coaching", „Freitag habe ich immer eine längere Besprechung". Baue Dir diese festen Slots in Dein Leben ein – nicht als Ausnahme, sondern als **Teil Deines Wochenplans**. Nur so wird es zur Normalität – und Normalität wird nicht hinterfragt. Vermeide spontane Ausflüge und Wochenendbesuche – sie sind zu auffällig. Wochenenden gehören der Familie. Punkt. Jede Abweichung erzeugt Erklärungsdruck. Wenn sie Dich an einem Sonntag sehen will, frage Dich: Ist das eine Sehnsucht – oder ein Test? In beiden Fällen musst Du die Antwort beherrschen: freundlich, bestimmt, aber ohne Öffnung. Die Geliebte muss lernen, dass es Grenzen gibt – nicht aus Kälte, sondern aus Klugheit. Wer alles gibt, verliert alles.
Ein besonders sensibler Bereich sind Feiertage, Geburtstage, Urlaube. Viele Geliebte hoffen insgeheim, dass Du Dich genau an diesen Tagen meldest, sie vielleicht sogar triffst. Tu es nicht. Ein kurzes, schlichtes Lebenszeichen reicht – neutral, unauffällig, ohne Pathos. Jede größere Geste fällt auf – in Dir, in Deinem Verhalten, in Deiner Abwesenheit. Vor allem Weihnachten, Ostern,

Silvester sind Tage, die voll von Symbolik sind. Wer da plötzlich zu still oder zu hektisch ist, sendet Signale. Deine Ehefrau wird sie nicht benennen können – aber sie wird sie spüren.
Auch der eigene Geburtstag ist eine Falle. Wenn Deine Geliebte Dir etwas schenken will, sag frühzeitig, dass Du keine Geschenke möchtest. Wenn sie Dir trotzdem etwas übergibt, bewahre es getrennt auf. Keine Karte in der Jackentasche, kein Parfum in der Aktentasche, keine Uhr am Handgelenk, die Du plötzlich nie erklären kannst. Jeder Gegenstand ist eine Zeitbombe. Schenke stattdessen gemeinsame Zeit – im vertrauten Rhythmus, ohne besondere Inszenierung. Affären brauchen keine Höhepunkte – sie brauchen **Konstanz**.
Kommunikation muss ebenfalls in zeitliche Bahnen gelenkt werden. Wer ständig erreichbar ist, wird durchschaubar. Wer zu lange nicht antwortet, erzeugt Unsicherheit. Finde Deinen Rhythmus: Morgens eine kurze Nachricht, mittags ein Check-in, abends ein Gruß. Nicht mehr – nicht weniger. Lasse keine Sprachnachrichten, keine langen E-Mails, keine nächtlichen Gedichte. Sie mögen schön sein – aber sie erzeugen eine emotionale Verschiebung, die Du später nicht mehr einfangen kannst.
Ein letzter Punkt: Sei wachsam für die **Risikozeitpunkte**. Typische Phasen, in denen Geliebte plötzlich Druck machen oder sich merkwürdig verhalten, sind: nach sechs Wochen, nach drei Monaten, nach einem Jahr. In diesen Zeiträumen beginnt oft ein neues emotionales Kapitel – Fragen entstehen, Sehnsüchte wachsen,

Grenzverschiebungen treten ein. Plane das ein. Sei vorbereitet. Sprich es offen an, bevor sie es ausbricht. Sag zum Beispiel: „Ich weiß, dass wir uns nun schon eine Weile sehen. Ich will, dass es uns gutgeht – ohne dass wir uns verlieren." Solche Sätze wirken wie ein Sicherheitsgurt. Sie geben Halt – Dir und ihr.

---

**Fazit dieses Kapitels:**
Eine Affäre ohne Zeitmanagement ist wie ein Haus ohne Fundament – irgendwann stürzt es ein. Du brauchst Struktur, Verlässlichkeit und einen präzisen inneren Kalender. Nicht nur, um alles unter Kontrolle zu halten, sondern um Raum für das zu schaffen, was wirklich zählt: Begegnung. Nähe. Leichtigkeit. Aber eben: im Verborgenen. Die Affäre darf nicht Dein Leben bestimmen. Aber sie braucht Platz darin.
Schaffe diesen Platz – nicht durch Zufall, sondern durch Planung. Dann wirst Du nicht gehetzt – sondern geführt.

## Kapitel 8: Geld, Geschenke und Aufmerksamkeit

Viele Männer meinen, ihre Geliebte müsse entschädigt werden – für ihre Position im Schatten, für das Warten, für das Ungesagte. Sie schenken, sie laden ein, sie überweisen heimlich Beträge. Und sie glauben, das sei ein Beweis von Großzügigkeit. In Wahrheit ist es oft ein Beweis von Unsicherheit. Wer materiell kompensiert, versucht das zu glätten, was emotional nicht gelingt. Und wer zu viel gibt, macht sich verdächtig – nicht nur bei der Geliebten, sondern auch bei der Ehefrau.

Das erste, was Du verstehen musst: Eine Geliebte ist keine Nebenfrau. Sie ist keine versteckte zweite Familie. Sie ist auch kein Projekt, das versorgt werden muss. Sie ist eine erwachsene Frau, die sich entschieden hat, mit Dir eine Verbindung zu leben, die von anderer Qualität ist – intensiver, fokussierter, geschlossener. Und das heißt: Was zählt, ist nicht der materielle Ausgleich, sondern das Maß.

Der häufigste Fehler ist die Unverhältnismäßigkeit. Männer, die plötzlich teure Uhren, Taschen, Schmuck oder Reisen schenken, überschreiten nicht nur eine finanzielle Grenze, sondern auch eine psychologische. Sie verlagern die Affäre in eine Dimension, die nicht mehr zu verbergen ist. Solche Geschenke haben Gewicht – buchstäblich. Sie werden aufgehoben, gezeigt, vergessen, wiedergefunden. Und sie werfen Fragen auf, wenn jemand anders sie entdeckt. Nicht weil sie schlecht sind – sondern weil sie zu auffällig sind.

Gute Geschenke in einer Affäre sind klein, leicht, bedeutungsvoll – aber neutral. Sie dürfen nicht schreien. Sie dürfen nicht nach Luxus aussehen. Sie dürfen keinen Absender haben. Ein Buch mit einer Notiz. Ein Halstuch. Ein bestimmter Tee. Ein selbst geschriebener Zettel. Es geht nicht um Wert – es geht um Wirkung. Die Geliebte muss nicht beeindruckt werden. Sie muss gespürt werden. Und das gelingt am besten durch das, was persönlich ist – nicht teuer.

Geld ist ein noch heikleres Thema. Sobald Geld fließt, entsteht Abhängigkeit. Und wo Abhängigkeit entsteht, wächst die Machtverschiebung. Du gibst – sie nimmt. Was als Geste gedacht war, wird zur Verpflichtung. Und Verpflichtung erzeugt Unruhe. Wenn Du der Meinung bist, sie braucht Unterstützung – weil sie wirklich in Not ist – dann tue es einmal, klar, mit Erklärung, und ohne Wiederholung. Sage deutlich: „Ich tue das, weil ich es kann. Aber es ist keine Erwartung daran geknüpft." Wenn Du das nicht kannst, tue es gar nicht.

Bedenke: Jeder übertragene Betrag kann auffliegen. Bankverbindungen, Steuerdokumente, Kontoauszüge – alles ist ein potenzielles Risiko. Wenn Du zahlst, dann bar. Und nur, wenn es absolut notwendig ist. Du bist kein Versorger. Du bist ein Liebhaber. Und ein Liebhaber zahlt nicht für die Nähe – er gestaltet sie.

Viel wichtiger als Geld oder Geschenke ist die Form der Aufmerksamkeit. Hier ist Fingerspitzengefühl gefragt. Es geht nicht darum, ständig präsent zu sein. Es geht darum, im richtigen Moment da zu sein – ohne vorher, ohne zu spät. Das kann ein kurzer Satz nach einem wichtigen Tag sein. Eine Nachricht, wenn Du weißt, dass sie etwas Schwieriges vor sich hat. Ein Kompliment, das nicht auf Äußerlichkeiten zielt, sondern auf ihre Haltung, ihr Wesen, ihren Ton. Aufmerksamkeit ist Erinnerung. Sie ist die Fähigkeit, zu zeigen, dass Du hörst, auch wenn Du schweigst. Sie ist das Leise, das lange nachhallt. Und sie ist das, was viele Frauen mehr berührt als jede Dinner-Einladung oder teure Kette. Deine Geliebte will nicht glänzen – sie will gemeint sein. Nicht als zweite Frau, sondern als eigene Geschichte.

Ein Aspekt sei noch genannt: **Vermeide Parallelen zur Ehefrau.** Wenn Du Deiner Frau Blumen schenkst, schenk Deiner Geliebten keine. Wenn Deine Frau mit Dir essen geht, gehe mit Deiner Geliebten nicht auch ins Restaurant. Halte die Welten getrennt – stilistisch, thematisch, atmosphärisch. Jede Überschneidung erhöht das Risiko, jede Wiederholung macht Dich berechenbar. Die Geliebte soll nicht spüren, dass sie nur die Kopie eines Ehelebens ist. Sie soll spüren, dass sie das ist, was Du dort nicht bekommst – nicht materiell, sondern menschlich.

---

**Fazit dieses Kapitels:**

Geld ist kein Schutz. Es ist ein Risiko. Geschenke sind kein Trost. Sie sind ein Symbol. Aufmerksamkeit ist kein Aufwand. Sie ist Haltung. Wer seine Geliebte behalten will, gibt ihr nicht alles – sondern das, was niemand sonst von Dir bekommt: einen Moment echter, ungeteilter

Zuwendung. Ohne Verpackung, ohne Preis, ohne Zweck.
Die Affäre lebt nicht von dem, was Du ihr kaufst – sondern von dem, was Du in ihr zum Schwingen bringst. Wenn Du das beherrschst, brauchst Du keine goldenen Ketten – nur gute Ohren, ein stilles Auge, und das richtige Maß.

## Kapitel 9: Wenn Du auffliegst

Du hast es nicht geplant. Du warst vorsichtig. Du hast Dich an die Regeln gehalten. Und doch ist es geschehen: Du bist aufgeflogen. Vielleicht nicht in vollem Umfang, vielleicht nur ein Verdacht. Vielleicht ein einzelner Satz, ein seltsamer Blick, eine unvollständige Erklärung. Aber Du weißt es: Die Welt, wie Du sie organisiert hattest, ist ins Wanken geraten.
Das erste, was Du jetzt brauchst, ist nicht ein Plan – sondern Ruhe. Nicht Panik. Nicht sofortiges Eingeständnis. Nicht der Impuls, alles zu retten, indem Du alles preisgibst. Wer auffliegt, verliert in der Regel nicht durch das, was geschehen ist – sondern durch das, was er danach falsch macht.
Der häufigste Fehler: Männer gestehen alles. Aus Angst. Aus Schuld. Aus einer inneren Notwendigkeit, endlich frei zu sein. Sie setzen auf das Prinzip Wahrheit – in der Hoffnung, es möge Erlösung bringen. Aber Wahrheit bringt in solchen Situationen selten Klarheit. Sie bringt Schmerz. Und oft auch Eskalation.
Deshalb: Erkenne die Lage. **Was ist wirklich bekannt?** Ist es ein Verdacht, eine Andeutung, ein Hinweis – oder ein klarer Beweis? Weiß Deine Frau von einer Person? Von einem Zeitraum? Oder nur, dass „etwas nicht stimmt"?
Sprich niemals über Dinge, nach denen nicht gefragt wurde. Wenn sie sagt: „Ich habe das Gefühl, da ist jemand", frage: „Warum denkst Du das?" Nicht als Ausweichmanöver – sondern um zu verstehen, welches Wissen wirklich vorhanden ist. Deine Aufgabe ist nicht, Dich moralisch zu

reinigen. Deine Aufgabe ist, Schaden zu begrenzen.
Wenn Deine Frau konkrete Beweise hat – eine Nachricht, eine Beobachtung, ein Geständnis Dritter – nimm es an. Aber nicht vollständig. Gestehe nur das ein, was unumkehrbar ist. Und nimm ihr Gefühl ernst. Sage nicht: „Das war nichts." Sage: „Es war ein Fehler. Ich war nicht glücklich. Aber ich habe nicht vor, mein Leben zu zerstören." Mehr nicht. Weniger auch nicht.
Der zweite große Fehler: Männer versprechen alles. „Es war das letzte Mal." „Ich liebe nur Dich." „Ich beende alles." Sie versuchen, das Geschehene rückgängig zu machen, indem sie sich unterwerfen. Das wirkt kurzfristig wie Rettung – aber langfristig wie Kontrollverlust. Deine Frau spürt: Du agierst nicht aus Klarheit, sondern aus Panik. Und Panik ist niemals vertrauenswürdig.
Was Du sagen musst, ist ruhig und klar: „Ich habe einen Fehler gemacht. Ich verstehe, dass Du wütend bist. Ich will, dass wir darüber sprechen – aber nicht jetzt, wo alles brennt." Damit signalisierst Du: Ich bin da, ich nehme es ernst, aber ich lasse mich nicht in die Knie zwingen, ohne dass wir eine gemeinsame Sprache finden. Diese Haltung ist keine Härte – sie ist Souveränität.
Ein drittes Szenario ist ebenso verbreitet wie gefährlich: **Die Geliebte wird unkontrollierbar.** Sie droht. Sie will Kontakt mit der Ehefrau aufnehmen. Sie möchte „endlich Klarheit". Auch hier gilt: Reagiere nicht emotional. Reagiere strategisch. Biete kein Geld. Gib keine Versprechen. Sprich ruhig. Sag: „Wenn Du mich auffliegen lässt, zerstörst Du nicht nur mich, sondern auch Dich."

Und dann: Brich den Kontakt ab. Vorerst. Nicht aus Rache – sondern aus Notwendigkeit. Wer redet, muss Ruhe finden, bevor er sprechen darf. Manche Männer entscheiden sich nach dem Auffliegen, **die Affäre fortzusetzen – heimlich oder offen**. Das ist ein Sonderfall, der in einem eigenen Kapitel stehen könnte. Wichtig ist nur: Wer einmal aufgeflogen ist, wird beobachtet. Nichts bleibt mehr ohne Resonanz. Jede Bewegung, jeder Blick, jede Abwesenheit steht unter Verdacht. Wenn Du in dieser Phase weitermachst, brauchst Du absolute Kontrolle – oder Du wirst ein zweites Mal stürzen. Und der zweite Fall ist meist tödlich für die Ehe.

Wenn Deine Frau Dir Zeit gibt – nutze sie. Nicht für ein Liebesbekenntnis. Sondern für einen ehrlichen, selbstkritischen Blick. Was hat Dich dahin geführt? War es wirklich die Geliebte – oder war es ein Teil von Dir, der lange kein Zuhause mehr hatte? Was fehlt Dir? Was willst Du? Was kannst Du aufgeben – und was nicht?

Und vor allem: Was bist Du bereit zu tun, damit aus diesem Absturz nicht ein Dauerzustand wird? Denn auffliegen ist nicht das Ende – aber es ist ein Wendepunkt. Manche Ehen wachsen danach. Andere brechen. Manche Männer beenden die Affäre. Andere beginnen ein neues Leben. Es gibt keine universelle Antwort – nur eine universelle Anforderung: **Ehrlichkeit mit sich selbst.**

---

**Fazit dieses Kapitels:**

Auffliegen ist nicht gleich Scheitern. Es ist ein Bruch im System – und ein Test der eigenen Reife.

Du wirst gezwungen, Position zu beziehen. Nicht öffentlich – sondern innerlich.
Wenn Du jetzt besonnen bleibst, kannst Du retten, was Dir wichtig ist.
Aber dazu musst Du wissen, was Dir wichtig ist.
Nicht die Frau, nicht die Affäre, nicht die Meinung anderer –
sondern die Haltung, mit der Du durchs Feuer gehst.

## Kapitel 10: Das Ende der Affäre – oder der Anfang eines neuen Lebens?

Jede Affäre hat ihren Rhythmus. Anfang, Blüte, Umbruch. Und irgendwann kommt ein Moment, in dem Du spürst, dass sich etwas verändert hat. Vielleicht nicht äußerlich. Die Treffen laufen noch. Der Sex ist gut. Die Gespräche sind vertraut. Aber innerlich hat sich etwas verschoben. Du bist nicht mehr derselbe. Und sie auch nicht. Es ist leiser geworden. Oder drängender. Entweder sucht einer von euch beiden nach mehr – oder nach einem Ausweg.

Viele Männer erkennen diesen Moment, ignorieren ihn aber. Aus Bequemlichkeit. Aus Angst. Oder weil sie nicht wissen, was danach kommen soll. Aber eine Affäre, die über ihren natürlichen Punkt hinaus geführt wird, wird schwer. Sie verliert ihren Zauber. Sie wird müde, fordernd, leer. Und irgendwann wird sie zum Schatten ihrer selbst – eine Struktur aus Gewohnheit, nicht mehr aus Begehren.

Deshalb stellt sich irgendwann die Frage: **Wie endet eine Affäre würdevoll? Und wann endet sie überhaupt?**

Die erste Möglichkeit: Du beendest die Affäre, weil Du Deine Ehe retten willst. Vielleicht, weil Du aufgeflogen bist. Vielleicht, weil Du spürst, dass Du Dich verlierst. Das ist kein Scheitern. Es ist eine Entscheidung. Wenn Du sie triffst, triff sie klar. Kein „Vielleicht irgendwann wieder“. Kein „Ich brauche nur etwas Abstand“. Solche Sätze verlängern das Leiden. Sag: „Es war eine kostbare Zeit. Aber sie hat ihren Platz gehabt. Und

der ist jetzt vorbei." Keine Rechtfertigung. Keine Schuldzuweisung. Nur Klarheit.
Die zweite Möglichkeit: Du beendest die Ehe – und willst mit der Geliebten ein neues Leben beginnen. Auch das kommt vor. Aber Du musst wissen: Aus einer Affäre eine Beziehung zu machen, ist wie aus einem Versteck ein Zuhause zu bauen. Das Licht, das von außen kommt, verändert alles. Es gibt keine Magie mehr, kein Geheimnis, keine besondere Zeitstruktur. Plötzlich ist Alltag. Verpflichtung. Realität. Und viele Beziehungen, die aus Affären entstehen, scheitern genau daran – sie waren stark im Schatten, aber zerbrechlich im Licht.
Wenn Du diesen Schritt gehen willst, dann nur, wenn Du unabhängig von der Affäre entschieden hast, dass Deine Ehe keine Zukunft mehr hat. Nicht weil Du ersetzt – sondern weil Du erkennst, dass Du nichts mehr halten kannst. Erst wenn diese Entscheidung steht, kannst Du frei wählen, ob die Geliebte mehr ist als eine Projektionsfläche. Ob sie eine Partnerin sein kann – oder nur eine Erinnerung an das, was Dir einmal gefehlt hat.
Die dritte Möglichkeit: Die Geliebte beendet die Affäre. Vielleicht, weil sie genug gewartet hat. Vielleicht, weil sie jemand anderen trifft. Vielleicht, weil sie plötzlich klar sieht, was sie sich selbst antut. Auch das ist ein Ende – aber eines, auf das Du keinen Einfluss hast. Wenn es kommt, dann nimm es an. Reagiere nicht kleinlich. Versuche nicht, sie zurückzugewinnen. Lass sie gehen. Und nimm das, was sie Dir gegeben hat,

als Teil Deiner Biografie. Nicht mit Bitterkeit – sondern mit Würde.
Manche Männer brauchen nach dem Ende einer Affäre eine Zeit der Neuordnung. Plötzlich ist da eine Lücke. Eine Leere. Der Alltag wirkt stumpf. Die Ehe scheint fader als je zuvor. Das ist normal. Denn eine Affäre ist nicht nur ein Mensch – sie ist ein System aus Bedeutung, Spannung, Aufregung. Was da fehlt, ist nicht nur sie – sondern auch das Gefühl, lebendig zu sein. Aber dieses Gefühl kannst Du auch woanders finden. Nicht sofort. Nicht auf Knopfdruck. Aber es ist da – im Gespräch, im Schweigen, in einem stillen Nachmittag ohne Erwartung.
Und dann gibt es jene Männer, die nach dem Ende der Affäre neu beginnen – mit einer anderen Frau, mit einer anderen Haltung, mit einem anderen Blick auf das, was sie brauchen. Auch das ist möglich. Denn manchmal ist eine Affäre nicht das Ziel, sondern der Spiegel. Sie zeigt Dir, was Dir fehlt. Und wenn Du klug bist, nimmst Du diese Erkenntnis mit – nicht um sie zu wiederholen, sondern um Dich zu verändern.

---

**Fazit dieses Kapitels:**
Keine Affäre dauert ewig. Aber jede kann Dir etwas geben, das bleibt – wenn Du bereit bist, hinzuschauen. Vielleicht war sie ein Ausbruch. Vielleicht ein Trost. Vielleicht ein echtes Stück Liebe. Aber sie war da. Und sie hat Dich berührt.
Wie es weitergeht, entscheidest Du.
Du kannst beenden – oder beginnen.
Du kannst bereuen – oder verstehen.
Du kannst heimlich leben – oder ehrlich werden.

Nur eines solltest Du niemals tun:
So tun, als wäre nichts gewesen.
Denn wer das, was er heimlich liebt, verdrängt,
verliert nicht nur die Geliebte.
Er verliert sich selbst.

